DORSAF ALOUI
MERIAM BOUCHEKOUA
SONIA TRABELSI

O que acontece com a bilharziose importada na Tunísia?

DORSAF ALOUI
MERIAM BOUCHEKOUA
SONIA TRABELSI

O que acontece com a bilharziose importada na Tunísia?

Bilharzíase entre estudantes residentes não permanentes na Tunísia: perfil epidemiológico e parasitológico

ScienciaScripts

Imprint

Cover image: www.ingimage.com

This book is a translation from the original published under ISBN 978-613-8-46670-3.

Publisher:
Sciencia Scripts
is a trademark of
Dodo Books Indian Ocean Ltd. and OmniScriptum S.R.L publishing group

120 High Road, East Finchley, London, N2 9ED, United Kingdom
Str. Armeneasca 28/1, office 1, Chisinau MD-2012, Republic of Moldova, Europe
Printed at: see last page
ISBN: 978-620-8-26671-4

ÍNDICE DE CONTEÚDOS

INTRODUÇÃO..2

MATERIAIS E MÉTODOS...................................4

RESULTADOS 10

DISCUSSÃO 22

CONCLUSÕES 34

REFERÊNCIAS 37

INTRODUÇÃO

A bilharziose ou shistosomíase é a segunda doença parasitária mais comum no mundo, a seguir à malária. Apesar dos esforços de controlo em muitos países tropicais e subtropicais, a Organização Mundial de Saúde (OMS) estimou que, em 2021, pelo menos 251,4 milhões de pessoas necessitavam de tratamento preventivo contra a esquistossomose, enquanto 75,3 milhões de pessoas necessitavam de tratamento [1].

O Schistosoma (S.), o agente causador, é um parasita de transmissão transcutânea dos plexos venosos viscerais, tendo como hospedeiros intermediários os moluscos de água doce. A migração e a embolização dos ovos da bilharziose no sistema circulatório são responsáveis por complicações hepatoesplénicas e urogenitais, que podem ser fatais. A mortalidade está estimada em 54 milhões de mortes por ano [1].

Na Tunísia, graças à implementação de programas nacionais de erradicação, a transmissão autóctone da bilharziose urinária, a única forma existente, foi interrompida em 1984. No entanto, assiste-se atualmente ao aparecimento de um novo perfil epidemiológico representado pelos casos importados, que não param de aumentar, representando um risco potencial de reintrodução na Tunísia [2].

No âmbito da fase de manutenção do programa nacional de erradicação da bilharziose e do paludismo e de vigilância das parasitoses intestinais e urinárias emergentes e reemergentes no nosso país, a vigilância parasitológica dos estudantes não residentes permanentes na Tunísia (ENRPT) reveste-se de um interesse particular. Quando se inscrevem na universidade, são submetidos a um exame médico sistemático no Centro Médico Escolar e Universitário e a um exame parasitológico de fezes (EPS) e de urina (EPU). Neste trabalho, propusemo-nos traçar um perfil epidemiológico, clínico e parasitológico da bilharziose diagnosticada nos ENRPT.

MATERIAIS E MÉTODOS

1.TIPO DE ESTUDO

Trata-se de um estudo transversal e descritivo realizado no laboratório de Parasitologia-Micologia do Hospital Charles Nicolle de Tunes durante um período de quinze anos lectivos, de 2008-2009 a 2022-2023. Incidiu sobre os ENRPT que prosseguem os seus estudos universitários em diferentes instituições públicas e privadas da região de Tunes.

2.POPULAÇÃO ESTUDADA

2.1. Critérios de inclusão

Todos os ENRPT enviados ao laboratório de Parasitologia-Micologia do Hospital Charles Nicolle de Tunes pelo Serviço de Medicina Escolar e Universitária no âmbito do programa nacional de vigilância das parasitoses intestinais e urinárias emergentes e reemergentes.

2.2. Não critérios de inclusão

Tunisinos e estrangeiros encaminhados para o laboratório por suspeita de bilharziose.

3.MÉTODO DE RECOLHA DE DADOS

Todos os dados necessários ao estudo foram recolhidos através de uma ficha de informação clínico-epidemiológica.

4.EXAME PARASITOLÓGICO DE FEZES

4.1. Condições para débito direto

As condições de amostragem foram exigidas antes de qualquer PHE.

• A amostra deve ser colhida três a quatro dias depois de o doente ter deixado de tomar certos medicamentos que podem interferir com a sua interpretação, como o óleo de parafina e os pensos intestinais.

• Evitar frutas e legumes durante dois dias antes da colheita (preferir uma dieta pobre em resíduos).

• Recolher as fezes num frasco limpo e hermeticamente fechado.

• Encaminhar as fezes imediatamente (<1 hora) (não congelar ou guardar num local fresco).

• Evitar a contaminação da urina

4.2. Exame macroscópico das fezes

O exame macroscópico das fezes foi o seguinte:

- Avaliar a cor e a consistência das fezes.

- Observar a presença de sangue, muco ou elementos macroscópicos, como anéis de ténia ou vermes adultos, indicando poliparasitismo.

4.3. Exame microscópico das fezes

4.3.1. Exame direto

O exame direto revela ovos de helmintos, incluindo esquistossomas (as 5 espécies de Schistosoma sp), larvas de helmintos e as formas vegetativas e císticas de protozoários que lhes podem estar associadas. Foi efectuada diluindo um pouco de fezes numa gota de água fisiológica sobre uma lâmina. A observação microscópica foi efectuada com uma objetiva de 10x e depois com uma objetiva de 40x.

4.3.2. Técnica de concentração

A técnica de concentração utilizada no laboratório foi a técnica simplificada de Ritchie, que é um método físico-químico. Foi efectuada de forma sistemática, aumentando assim a sensibilidade da pesquisa de ovos de helmintas e quistos de protozoários.

Esta técnica consistia em :

- Esmagar cuidadosamente uma massa de fezes num volume de solução de formalina isotónica a 10%.
- Filtrar a mistura resultante através de um peneiro para um tubo cónico de 30 ml.

- Centrifugar a 1500 rpm durante 2 minutos.
- Retirar o sobrenadante.
- Ressuspender em 7 ml de formalina a 10% e adicionar 3 ml de acetato de etilo.
- Fechar o tubo e agitar vigorosamente para emulsionar a mistura.
- Centrifugar a 1500 rpm durante dois minutos.
- Retirar o sobrenadante e examinar o pellet com uma ampliação de 10x e 40x.

5. EXAME PARASITOLÓGICO DE URINA

5.1.Condições para débito direto

A urina era recolhida de manhã num recipiente limpo. Para aumentar a sensibilidade deste exame, foi pedido ao aluno que efectuasse uma massagem suprapúbica ou um esforço físico (saltar, subir escadas, andar, etc.) para remover os ovos da parede da bexiga.

5.2.Exame macroscópico de urina

O exame macroscópico da urina revelou o aspeto da urina (límpida, turva) e a presença ou ausência de hematúria.

5.3.Exame microscópico de urina

O exame direto foi utilizado para detetar ovos de S. haematobium. O procedimento foi o seguinte:

- Centrifugar a urina a 3000 rpm durante 5 minutos.
- Retirar o sobrenadante.
- Examinar o sedimento a 10 × e depois a 40 ×.

6.DECLARAÇÃO DE CASOS POSITIVOS

Todos os doentes parasitados foram declarados através do preenchimento da ficha de notificação de doenças transmissíveis de declaração obrigatória no registo fornecido pelo serviço básico de saúde. Todos estes doentes parasitados foram posteriormente encaminhados pelo Serviço Médico Escolar e Universitário para o Serviço de Doenças Infecciosas para tratamento e acompanhamento.

7.MÉTODOS DE ANÁLISE ESTATÍSTICA

Os dados foram introduzidos e analisados com recurso ao software IBM SPSS Statistics versão 26.0. Para o cálculo das variáveis qualitativas foram utilizadas frequências simples e frequências relativas (percentagens). Para as variáveis quantitativas foram determinadas as médias e medianas.

8.MÉTODOS DE INVESTIGAÇÃO BIBLIOGRÁFICA

A pesquisa bibliográfica foi efectuada através da consulta das principais fontes científicas na Internet. Os principais motores de busca científica utilizados foram o Pubmed (http://www.ncbi.nlm.nih.gov/pubmed) e o Science direct (http://www.sciencedirect.com). .

As palavras-chave utilizadas foram: urogenital bilharziasis, intestinal bilharziasis, non-permanent resident students in Tunisia e os seus equivalentes em inglês. A bibliografia foi organizada utilizando o software Zotero versão 6.0.

9.CONSIDERAÇÕES ÉTICAS E CONFLITOS DE INTERESSES

- Este estudo foi realizado para fins académicos e sem fins lucrativos.

- O anonimato e a confidencialidade médica foram respeitados.

- Não houve qualquer conflito de interesses.

RESULTADOS

1. RESULTADOS GLOBAIS

Durante o período de estudo, que abrangeu 15 anos lectivos (2008 - 2023), 6051 NPRTs foram enviados para o laboratório.

A esquistossomose foi diagnosticada em 91 alunos, com uma frequência de 1,5%, distribuídos da seguinte forma:

- A esquistossomose intestinal foi detectada em 77 alunos (83%)
- A shistosomíase urogenital foi diagnosticada em 15 alunos (16,4%)
- Um aluno apresentava uma combinação de ambas as formas clínicas (Figura 1).

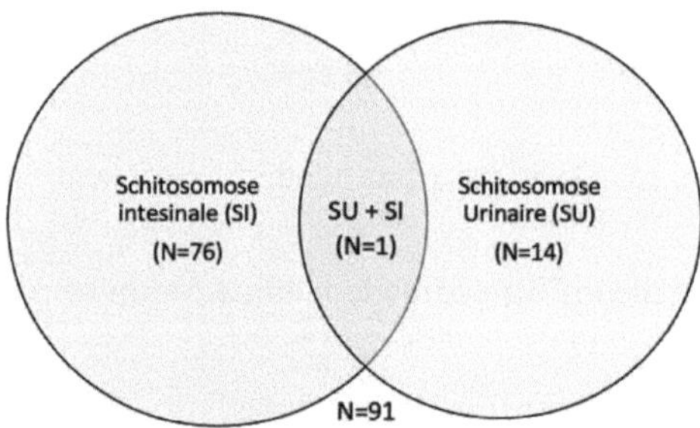

Figura 1: Repartição dos casos de esquistossomose

1.1. Repartição dos doentes por idade

A média de idade dos pacientes parasitados foi de 24,4 ± 4,14 anos, com extremos variando de 17 a 38 anos. A faixa etária de 20-30 anos representou 81% da população parasitada (Figura 2).

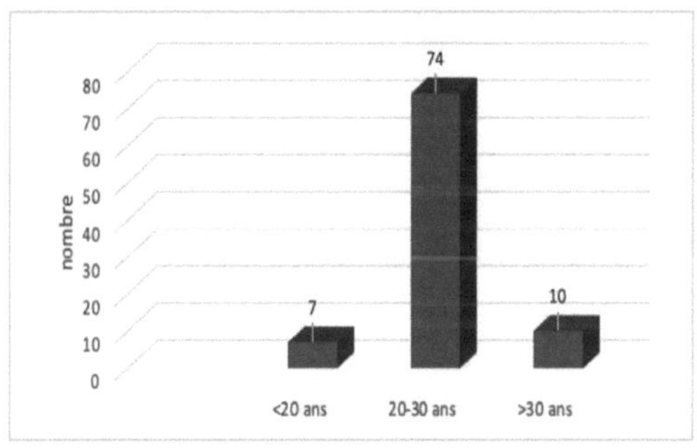

Figura 2: Distribuição etária dos doentes

1.2. Repartição dos doentes por género

Verificou-se uma clara predominância do sexo masculino nos nossos doentes: 70 homens (77%) para 21 mulheres, ou seja, uma relação sexual M/F de 3,33.

1.3. Repartição dos doentes por origem geográfica

A origem geográfica foi especificada para 89 estudantes. Todos eram da África subsariana. Os estudantes da Costa do Marfim e do Congo foram os mais afectados, com 23 e 21 casos respetivamente, seguidos pelos da Guiné (16 casos) e dos Camarões (8 casos) (Quadro I).

Tabela I: Distribuição dos ENRPT parasitados de acordo com a origem geográfica

Origem geográfica	Trabalhadores	%
Costa do Marfim	23	26
República Democrática do Congo (RDC)	21	23
Guiné	16	18
Camarões	8	9
Mali	3	4
Burquina Faso	3	4
Mauritânia	3	4
Gabão	2	2
Zâmbia	2	2
Chade	2	2
Nigéria	2	2
República Centro-Africana	1	1
Madagáscar	1	1
Gâmbia	1	1
Senegal	1	1
Total	89	100

1.4. Número de casos por ano

A evolução dos casos ao longo dos anos apresentou uma distribuição muito heterogénea, com um pico no ano letivo de 2017-2018 e ausência de casos nos anos lectivos de 2010-2011 e 2022-2023 (Figura 3).

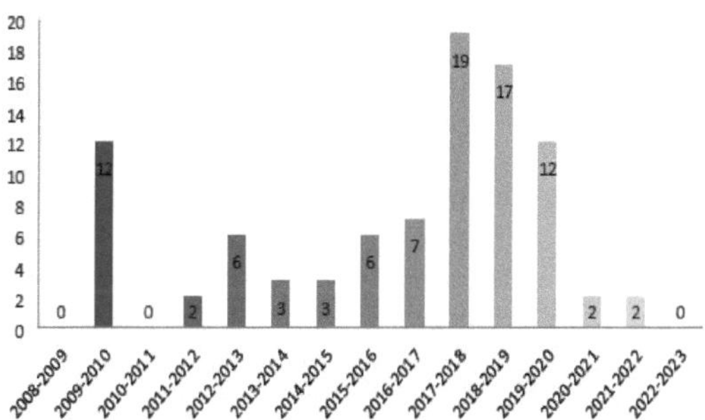

Figura 3: Repartição anual dos casos diagnosticados

2. ESQUISTOSSOMOSE INTESTINAL

A esquistossomose intestinal isolada foi observada em 83% dos casos (N = 76), ou seja, em 1,3% de todos os alunos encaminhados ao laboratório durante o período do estudo. Todos os casos envolveram S. mansoni, que foi a única espécie isolada das fezes.

2.1. Perfil epidemiológico dos doentes de

2.1.1. Idade

A idade média dos NERPT com esquistossomose intestinal foi de 24,8 ± 4,3 anos, com extremos que variaram de 17 a 38 anos.

2.1.2. Tipo

A esquistossomose intestinal foi mais frequentemente encontrada em homens, em 76% dos casos (N=59), com uma razão de sexo de 3,47.

2.1.3.Origem geográfica

A maioria dos NEPTs com esquistossomose intestinal era da Costa do Marfim (26%, N=20) e do Congo (25%, N=19) (Figura 4).

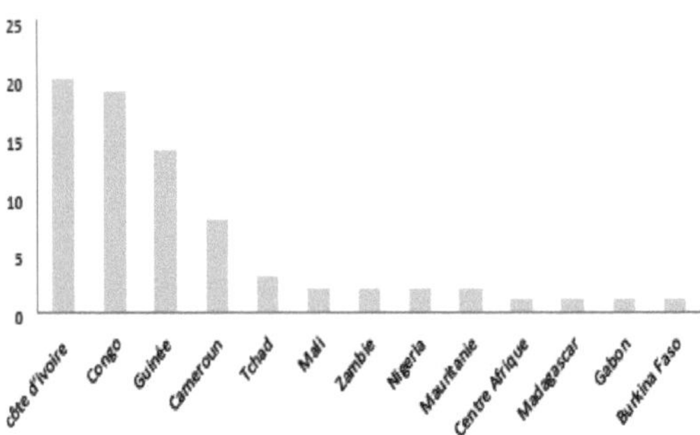

Figura 4: Distribuição dos casos de esquistossomose intestinal de acordo com a origem geográfica

2.2.Perfil clínico

2.2.1. História da esquistossomose

Quando questionado, apenas um aluno relatou um episódio tratado de esquistossomose intestinal causada pelo S. mansoni.

2.2.2. Sintomas clínicos

Apenas 4 dos 76 alunos com parasitas mencionaram a presença de sinais clínicos como diarreia, febre ou dor abdominal isolada.

2.3. Perfil parasitológico

O diagnóstico desta infeção foi feito pela deteção de ovos de S. mansoni em todos os casos, graças ao exame parasitológico das fezes. Exceptuando o aluno que apresentava uma combinação das duas formas clínicas de bilharzíase, cujos resultados serão detalhados mais adiante, o poliparasitismo (combinação de S. mansoni e outros parasitas intestinais) foi observado em 47 doentes (62%), enquanto que apenas 29 apresentavam apenas S. mansoni. A associação de 3 ou mais parasitas foi observada em 40% dos casos (N=19) (Tabela II).

Quadro II: Distribuição do poliparasitismo de acordo com a origem geográfica nos casos de shistosomíase intestinal

Origem geográfico	Número de pacientes infestado	S. mansoni isolado	Poliparasitismo
Costa do Marfim	20	5	15
RDC	19	7	12
Guiné	14	8	6
Camarões	8	3	5
Chade	3	1	2
Mali	2	0	2
Zâmbia	2	1	1
Nigéria	2	1	1
Mauritânia	2	1	1
Centro de África	1	1	0
Madagáscar	1	0	1
Gabão	1	1	0
Burquina Faso	1	0	1
Total	76	29 (38%)	47 (62%)

Destes 47 ENRPT foram isolados 77 parasitas digestivos associados ao S. mansoni. As associações foram essencialmente com protozoários, com uma frequência de 87% (67/77), a maioria dos quais não patogénicos, com Endolimax nanus em primeiro lugar (26 casos), seguido de Entamoeba coli (18 casos). Quanto aos

protozoários patogénicos, apenas um caso de associação foi observado com Entamoeba histolytica. A associação com helmintas, parasitas patogénicos para o homem, foi constatada em 10 casos (quadro III).

Quadro III: Tipologia dos parasitas associados ao S. mansoni

Protozoários		Helmintos	
Espécies	Trabalhadores	Espécies	Trabalhadores
Endolimax nanus	26	Ancilostomíase	4
Entamoeba coli	18	Anguillule	3
Entamoeba hartmanni	7	Trichuris trichura	1
Blastocystissp	11	Ascaris	2
Chilomastix mesnili	1		
Cystoisospora belli	1		
Entamoeba histolytica	1		
Iodamoeba butschli	2		
Total	67	Total	10

3. ESQUISTOSSOMOSE UROGENITAL

A shistosomíase urogenital isolada foi diagnosticada em 14 ERNPT (15,3% dos schistosomas), ou seja, em 0,2% dos alunos referenciados ao laboratório durante o período de estudo.

3.1. Perfil epidemiológico dos pacientes

3.1.1. Idade

A média de idade dos alunos em que foi identificada a esquistossomose urogenital foi de 23,4±2,25 anos, com extremos que variaram de 18 a 27 anos.

3.1.2. Tipo

Estas ENRPT (11) eram predominantemente masculinas, com um rácio de sexo de 3,6.

3.1.3. Origem geográfica

A maioria dos NEPT era proveniente da África subsariana (Figura 5).

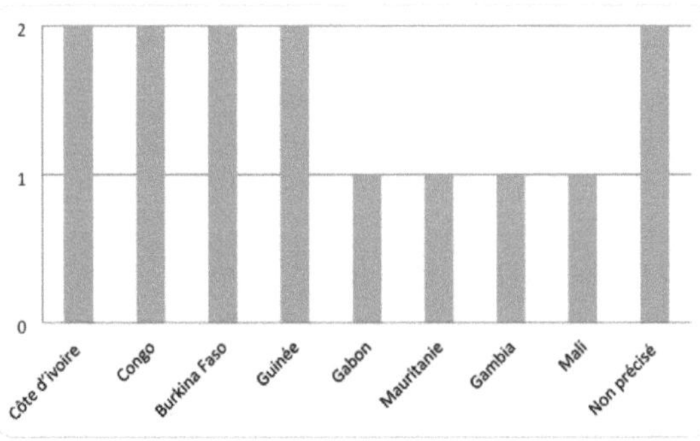

Figura 5: Distribuição dos casos de shistosomíase urogenital de acordo com a origem geográfica

3.2.Perfil clínico

3.2.1. História da esquistossomose urogenital

Durante o interrogatório, não foi referida qualquer história de esquistossomose urogenital em nenhum dos doentes com ERNPT.

3.2.2. Sintomas clínicos

Não foi encontrada sintomatologia sugestiva (hematúria, etc.) nos NNPT com esquistossomose urinária.

3.3.Perfil parasitológico

A shistosomíase urogenital foi diagnosticada pela deteção de ovos de S. haematobium (a única espécie responsável por esta forma clínica). Para além do aluno que apresentava uma combinação das duas formas clínicas de bilharzíase, cujos resultados serão detalhados mais adiante, o poliparasitismo (combinação de S. haematobium e outros parasitas intestinais) foi observado em 8 doentes (Quadro IV).Dos treze (13) parasitas associados, 9 eram protozoários, todos eles não patogénicos. Foram encontrados helmintes em 4 doentes.

Quadro IV: Distribuição do poliparasitismo segundo a origem geográfica nos casos de esquistossomose urogenital

Origem geográfico	Número de doentes infestados	Parasitismo (apenas S.hematobium)	Poliparasitismo
Congo	2	1	1
Costa do Marfim	2	1	1
Guiné	2	1	1
Não especificado	2	1	1
Gabão	1	0	1
Gâmbia	1	0	1
Mauritânia	1	0	1
Mali	1	0	1
Burquina Faso	2	2	0
Total	14	6	8

4.ASSOCIAÇÃO DAS DUAS FORMAS CLÍNICAS DA ESQUISTOSSOMOSE :

Uma combinação de esquistossomose urogenital e intestinal foi encontrada em apenas um aluno.

4.1.Perfil epidemiológico do paciente

Era estudante e tinha 30 anos. Era originária da Costa do Marfim.

4.2.Perfil clínico

Durante o interrogatório, não foi referida qualquer história de esquistossomose nesta doente. Não foram detectados sinais clínicos (digestivos e/ou urinários) na doente.

4.3. Perfil parasitológico

Esta associação foi diagnosticada pela deteção de ovos de S. haematobium e S. mansoni na urina e nas fezes do estudante, respetivamente. Não foram isolados outros parasitas associados no doente.

DISCUSSÃO

A bilharziose é um parasita que foi eliminado na Tunísia desde 1984. Atualmente, existem apenas casos importados. No âmbito do programa de controlo dos parasitas intestinais e urinários emergentes e reemergentes, o rastreio dos NPPT é essencial para evitar a reintrodução deste parasita. Consiste em efetuar uma EPS e uma EPU em todos os estudantes estrangeiros, que são encaminhados para os laboratórios de parasitologia em Tunes, antes da sua inscrição nas instituições tunisinas. Neste contexto, o presente estudo analisa as caraterísticas epidemiológicas e parasitológicas da bilharziose intestinal e urogenital encontradas na ERNPT. Foi realizado um estudo descritivo retrospetivo durante um período de quinze anos lectivos (de 2008/2009 a 2022/2023) no laboratório de Parasitologia-Micologia do Hospital Charles Nicolle em Tunes. Incidiu sobre 91 estudantes com esquistossomose (intestinal, urogenital ou associada) de um total de 6051 estudantes rastreados durante o mesmo período, representando uma frequência de 1,5%. A esquistossomose intestinal foi diagnosticada em 76 ENRPT (83% dos casos), ao passo que a esquistossomose urogenital foi menos frequente, tendo sido detectada em apenas 14 alunos. A combinação das duas formas clínicas da esquistossomose foi isolada em apenas um caso. Os casos positivos foram notificados ao Departamento de Cuidados de Saúde Básicos para garantir que os doentes recebiam tratamento adequado. A média de idade dos ENRPT parasitados foi de 24±4,14 anos, com nítida predominância do sexo masculino (77%). Todos eram originários da África subsaariana. O nosso estudo sobre os esquistossomas é o mais recente na Tunísia. Permitiu atualizar o perfil epidemiológico e a evolução da prevalência destas infecções emergentes na população estudada, graças ao grande número de pessoas estudadas. Os nossos resultados reflectem a persistência do risco de reintrodução destes parasitas no nosso país e a utilidade de manter o rastreio sistemático nesta população estudantil, mas, como qualquer estudo, tem as suas limitações, principalmente devido à recolha retrospetiva de dados e à sua natureza monocêntrica. De igual modo, apesar da obrigatoriedade de notificação dos casos positivos ao Departamento de Saúde Básica (DSSB), não foi efectuado qualquer acompanhamento pós-tratamento ou controlo parasitológico.

Um estudo multicêntrico teria permitido um melhor controlo e gestão do risco de reintrodução destes parasitas na Tunísia.

1. RESULTADOS GLOBAIS

Durante o período de estudo, foram registados 91 casos de esquistossomose entre 6051 ENRPT encaminhados para o laboratório, o que corresponde a uma frequência de 1,5%. De acordo com um estudo semelhante realizado no Hospital La Rabta em Tunes entre 1990 e 2012, a frequência de ENRPT com esta parasitose foi de 2,02% [1]. Num estudo realizado no laboratório de parasitologia do Instituto Pasteur de Tunes, na mesma população de estudo, entre 1998 e 2002, a frequência foi de apenas 0,9% [2].

A idade média dos alunos afectados foi de 24,4 anos, com um claro predomínio do sexo masculino. Os nossos dados são consistentes com a literatura. Num estudo realizado na Europa durante um período de 14 anos, foi registada uma idade média de 28 anos, com uma predominância masculina de 71% [3]. Relativamente à origem geográfica, todos os estudantes parasitados eram da África subsariana (Costa do Marfim, RDC, Guiné). Estes resultados foram semelhantes aos trabalhos realizados em 2018 e 2019 em Itália [4,5]. De acordo com os números mais recentes, estima-se que quase 90% dos pacientes que sofrem de bilharziose são originários da África subsariana (Nigéria, Costa do Marfim, RDC, etc.) e que 280 000 mortes secundárias a este parasita são registadas anualmente [6].

2. ESQUISTOSSOMOSE INTESTINAL

A esquistossomose intestinal foi diagnosticada em 1,3% de todos os alunos encaminhados ao laboratório durante o período do estudo. Todos os casos eram devidos ao S. mansoni, que foi a única espécie implicada. De acordo com os diferentes estudos tunisinos, esta frequência variou de 0,03% a 3,43% (quadro V).

Quadro V: Frequência da esquistossomose intestinal entre os ENRPT nos vários estudos tunisinos

Autores	Período de estudo	Frequência da esquistossomose intestinal (%)
Chaker et al [7]	1984 - 1988	3,43
Siala et al [2]	1998 - 2002	0,03
Dridi et al [1]	1990 - 2012	1,26
O nosso estudo	2008 - 2023	1,3

Esta variabilidade nas taxas de deteção da esquistossomose intestinal pode ser explicada pelo facto de os números poderem estar subestimados. Por razões de custo e viabilidade, o rastreio da parasitose nos ENRPT limita-se a um único exame, quando se sabe que a repetição de exames aumenta a sensibilidade das investigações, o que está relacionado com a eliminação irregular e intermitente dos

ovos e a sua raridade nas amostras, sobretudo quando os indivíduos são pauci-parasitados e assintomáticos, como é o caso dos ENRPT [8-10]. No nosso estudo, os ovos de S. mansoni só foram detectados pela técnica de concentração de Ritchie modificada, enquanto o exame direto foi negativo em todos os casos. Isso pode ser explicado pelo baixo nível de infestação nos estudantes parasitados, a maioria dos quais era assintomática. Embora a técnica simplificada de Ritchie usada em nosso estudo permita uma boa concentração de fezes para a deteção de ovos de esquistossomo, existem técnicas mais sensíveis, como a técnica de Kato. Num estudo italiano, concluiu-se que se trata, de facto, de uma técnica altamente sensível para a deteção de ovos de helmintas e que deve ser utilizada em inquéritos epidemiológicos [11].
A África Subsaariana foi a origem de todos os alunos com esquistossomose intestinal, principalmente a Costa do Marfim (26%, N=20) e o Congo (25%, N=19). Esta distribuição é consistente com a encontrada na literatura [12,13].
A esquistossomose é um importante problema de saúde pública, particularmente na África subsariana. A Nigéria, na África Ocidental, tem atualmente a maior prevalência de esquistossomose do mundo. O S. mansoni, a espécie responsável pela esquistossomose intestinal americana e africana, encontra-se em toda a África, com exceção do

Magrebe [14]. Ocorre em toda a África subsaariana, com exceção das regiões áridas e da parte sul do continente. Existem também bolsas de transmissão no delta do Nilo, no Egito. No entanto, o tratamento em massa reduziu significativamente a sua prevalência [6].

Apesar da persistência de casos de S. mansoni importados na Tunísia, este parasita permanece inofensivo nos nossos céus devido à ausência de moluscos, o hospedeiro intermediário desta espécie, impedindo assim o desenvolvimento completo do ciclo da bilharziose intestinal e a sua emergência.

Para além disso, 62% dos nossos doentes com esquistossomose intestinal eram poliparasitas. Isso ilustra claramente que essas doenças são o resultado da exposição ao perigo fecal. Os nossos dados são consistentes com a literatura [15,16].

Embora os protozoários identificados não sejam patogénicos, a sua presença nas fezes indica falta de higiene. Dado que os modos de transmissão dos protozoários digestivos e dos helmintos são equivalentes, uma pessoa portadora de um parasita não patogénico deve ser considerada de risco, pois pode albergar outros protozoários potencialmente patogénicos. A ancilostomíase e a anguilose, parasitoses transcutâneas, tornaram-se raras no nosso país. Na nossa série, foram identificadas em associação com a bilharziose. A sua presença, que não é negligenciável, deve incentivar a utilização continuada de técnicas específicas para a deteção destes dois parasitas, como a técnica de extração de Baermann e a coprocultura.

O perfil clínico mostrou que apenas quatro alunos apresentavam sintomas digestivos. No curso da bilharzíase intestinal, os sinais clínicos evoluem de acordo com os estágios evolutivos do parasita, em três fases de importância desigual. O envolvimento hepatoesplénico, frequente e tardio nos casos de infestação por S. mansoni, faz parte da fase final de focalização visceral. Segue-se às fases de infestação cercariana e invasão, que são clinicamente inconsistentes [17].

3. ESQUISTOSSOMOSE UROGENITAL

A bilharzíase urogenital foi diagnosticada em 14 ERNPT (15,3% de todos os casos de esquistossomose) ou 0,2% dos alunos encaminhados ao laboratório durante o período do estudo. De acordo com um estudo anterior realizado em nosso laboratório entre 2005 e 2010, a frequência de bilharzíase urinária foi maior (0,91%) [15], enquanto foi de apenas 0,1% no estudo de Siala et al [4]. As taxas foram de 29,3% e 10,5%, respetivamente, de acordo com Buonfrate et al e Delcor et al [18,19]. As frequências muito mais baixas observadas nos estudos da Tunísia podem ser explicadas pelo facto de os números poderem estar subestimados devido à baixa eliminação de ovos na urina, que é intermitente ao longo do tempo. Para aumentar a sensibilidade do exame parasitológico da urina, recomenda-se a recolha de urina entre as 10 e as 14 horas (altura do dia em que a concentração de ovos é mais elevada) ou nas últimas 24 horas de urina. Também é aconselhável colher a urina após um esforço físico, como subir escadas [20]. A multiplicidade de amostras de urina também aumentaria a sensibilidade deste teste. Os estudantes nem sempre cumprem todas estas condições. Tal como no caso da esquistossomose intestinal, os ENRPT com esquistossomose urogenital eram predominantemente do sexo masculino (N=11) com uma idade média de 23,4±2,25 anos. Vários estudos encontraram resultados concordantes [21,22]. A esquistossomose é transmitida aos seres humanos através de furcocercárias (a forma infestante do parasita), que penetram na pele após um contacto prolongado com água doce. Nestes casos, os homens estão mais expostos devido às actividades de pesca, cultivo de arroz e natação [20]. Os países de origem dos ENRPT com esquistossomose urinária foram os da África subsariana (Costa do Marfim, Burkina Faso, etc.), o que está de acordo com os resultados de um estudo italiano recente [23].

S. haematobium é o agente causador da esquistossomose urogenital. É frequente em África, principalmente na África subsariana (regiões áridas do sul, África Austral), no Vale do Nilo no Egito e Sudão, no Magrebe e na Península Arábica [14,24]. É de notar que foi observada uma queda significativa na prevalência do esquistossoma urinário (de 40-60% em 1935 para 1-10% em 2000) no Egito após a construção da Barragem de Aswan [25].

No Norte de África, nomeadamente na Tunísia e em Marrocos, a bilharziose foi eliminada. Contudo, persiste na Argélia e na Líbia, de acordo com os últimos estudos efectuados em 2012 [26]. Desde então, não foram encontrados dados actualizados. [ème]Desde o início do século XX, o sul da Tunísia foi identificado como uma área endémica para a esquistossomose por S. haematobium. O país tem tido três focos endémicos nas regiões de Gafsa, Kebili e Tozeur, com expansão para norte, afectando em particular a região de Kairouan. Em 1970, a Tunísia implementou um programa nacional de erradicação da bilharziose urogenital, em colaboração com a OMS, utilizando praziquantel para tratar as pessoas infectadas, bem como moluscicidas, como a bayluscida, para atacar os moluscos, em particular o Bulinus truncatus, um hospedeiro intermediário do parasita. E foi em 1984 que se registou o último caso de transmissão autóctone na Tunísia, tornando este país o primeiro de África a pôr definitivamente termo à transmissão da doença [27-29].

Atualmente, a persistência de casos importados de bilharzíase urinária entre indivíduos provenientes de regiões endémicas, combinada com a elevada densidade do molusco bulin, um hospedeiro intermediário desta doença parasitária, no norte da Tunísia (particularmente nas regiões de Tabarka, Kef e Cap Bon), representa um risco potencial de recomeço da transmissão indígena e de reemergência desta parasitose na Tunísia. Por conseguinte, justifica-se considerar a realização sistemática de exames parasitológicos de urina para todas as pessoas provenientes de regiões fortemente afectadas pela bilharziose, em particular a ENRPT, a fim de evitar a reemergência desta parasitose [7].

É essencial manter um elevado nível de vigilância, especialmente porque estão a começar a surgir surtos autóctones de bilharziose, como é o caso da Córsega, onde 12 indivíduos foram diagnosticados com bilharziose urinária depois de terem sido expostos a um rio em Corse-du-Sud e sem terem permanecido numa área endémica para a doença [30]. Clinicamente, todos os doentes eram assintomáticos. Num estudo de Deniaud et al, 10 de 25 doentes não apresentavam sintomas urinários [31]. É importante salientar que as manifestações clínicas só ocorrem em menos de 10% dos indivíduos infectados, especialmente porque dependem de factores ligados tanto ao parasita como ao hospedeiro [32]. O poliparasitismo foi identificado em 8 estudantes com esquistossomose urogenital, com evidência de uma combinação de esquistossomose urinária e intestinal num estudante. Vários estudos realizados no Senegal e em Itália mostraram uma associação de S. mansoni e S. haematobium em 2% e 5,8% dos casos, respetivamente [4,33].

A presença de helmintos no PSE, além da esquistossomose urinária, foi observada em quatro alunos. A presença desses parasitas intestinais ressalta a importância de se manter uma vigilância coprológica sistemática entre os ENRPTs, com o objetivo de prevenir a introdução e a disseminação de parasitoses intestinais no país.

Para além do rastreio regular e da notificação obrigatória da bilharziose, é essencial um tratamento precoce e eficaz para evitar complicações. O tratamento de primeira linha para estes parasitas é o Biltricide (Praziquantel ®), um anti-helmíntico que não está coberto pela nomenclatura hospitalar tunisina e que só é emitido pelo DSSB do Ministério da Saúde. É atualmente utilizado na prática clínica, tanto para o tratamento individual como para as campanhas de tratamento em massa. No entanto, estão atualmente a ser observadas formas de resistência ao tratamento em zonas endémicas [34]. Além disso, é essencial um controlo clínico, radiológico e parasitológico regular após o tratamento. A monitorização pós-tratamento envolve controlos aos dois, seis meses e um ano. Recomenda-se o reinício do tratamento se os testes parasitológicos permanecerem positivos após três meses. É de salientar, no entanto, que nenhum dos nossos doentes foi submetido a controlos parasitológicos.

Com base nos resultados deste estudo, é crucial não limitar o rastreio de parasitoses intestinais e urinárias ao ENRPT. Deve ser alargado a todas as pessoas de regiões endémicas para parasitoses emergentes e reemergentes que residam na Tunísia. Os exames parasitológicos de fezes e urina devem ser sistematicamente exigidos, por exemplo, durante os exames de recrutamento de profissionais em missão na Tunísia. Além disso, seria vantajoso realizar estudos multicêntricos que envolvam todos os laboratórios que recolhem amostras de parasitas. exames parasitológicos sobre as ERNPT, a fim de controlar o risco de reintrodução e de propagação destes parasitas, revendo e adoptando as melhores medidas de controlo.

CONCLUSÕES

A bilharziose, também conhecida como esquistossomose, é uma doença parasitária tropical endémica que é frequentemente negligenciada. Constitui um importante problema de saúde pública nos países onde está mais disseminada, devido às suas elevadas taxas de morbilidade e mortalidade. Na Tunísia, o último caso de transmissão autóctone foi registado em 1984, graças à implementação de um programa nacional de erradicação da esquistossomose. No entanto, assiste-se atualmente ao aparecimento de um novo perfil epidemiológico da bilharziose: os casos importados. No âmbito da vigilância e do rastreio das parasitoses digestivas e urinárias emergentes e reemergentes, os ENRPT devem submeter-se a um exame parasitológico de fezes e urina antes de poderem inscrever-se nas universidades de Tunes. O objetivo deste estudo foi analisar as caraterísticas epidemiológicas, clínicas e parasitológicas dos casos de bilharzíase diagnosticados nos ENRPT. Para o efeito, foi realizado um estudo transversal descritivo no Laboratório de Parasitologia-Micologia do Hospital Charles Nicolle durante um período de 15 anos lectivos, de 2008-2009 a 2022-2023. O estudo abrangeu 6051 ENRPT inscritos em vários estabelecimentos de ensino superior públicos e privados da região de Tunes. Cada estudante foi submetido a uma entrevista e a exames parasitológicos de urina (baseados na observação microscópica direta) e de fezes (incluindo um exame direto do estado fresco e uma técnica de concentração de fezes: Ritchie simplificada). Durante o período de estudo, foram registados 91 casos de parasitas, o que representa uma frequência de 1,5%. Entre os alunos afectados, a esquistossomose intestinal foi encontrada em 83% dos casos (N=76). A esquistossomose urogenital foi diagnosticada em 14 ENRPTs, com uma combinação das duas formas clínicas em apenas um aluno. A tendência dos casos de esquistossomose ao longo dos anos mostrou uma grande variabilidade, com o maior número de casos registados no ano letivo 2017-2018 (19 casos), enquanto não foram diagnosticados casos nos anos letivos 2008-2009, 2010-2011 e 2022-2023. A população do estudo tinha uma idade média de 24 anos, com uma clara predominância masculina (77%). Todos os parasitas eram provenientes da África subsaariana. Clinicamente, a maioria dos estudantes encontrava-se assintomática.Relativamente aos casos de esquistossomose intestinal, observou-se poliparasitismo intestinal em 47 ERNPT (62%), sendo que um caso apresentava ambas as formas clínicas. Entre os parasitados por S. haematobium, 8 estudantes eram portadores de outros parasitas digestivos.O aparecimento de novos surtos de bilharziose urogenital continua a ser possível na Tunísia enquanto o reservatório da doença existir no mundo e o hospedeiro intermediário (o molusco bulino) estiver presente na Tunísia. Por conseguinte, é necessário manter um rastreio sistemático destas doenças e tratar eficazmente os estudantes infectados. Por outro lado, o S. mansoni não representa uma ameaça para o país, uma vez que o hospedeiro intermediário necessário para completar o seu ciclo de vida está ausente no nosso clima. No entanto, os estudantes infectados com este esquistossoma podem albergar outros parasitas digestivos, o que sublinha a importância da monitorização e do rastreio da ERNPT através de exames parasitológicos regulares. Deve ser alargado a todas as pessoas de regiões endémicas para parasitoses emergentes e reemergentes que residam na Tunísia.

REFERÊNCIAS

1. Dridi K, Fakhfakh N, Belhadj S, Kaouech E, Kallel K, Chaker E. Parasitoses intestinais entre estudantes residentes não permanentes na Tunísia: análise de 23 anos de monitorização no departamento de Parasitologia-Micologia do hospital Rabta de Tunes. Tunis Med. 2015;93(7):436-9.

2. Siala E, Aoun K, Zallagua N, Maatoug R, Bouratbine A. Value of screening for intestinal and urinary parasites in non-resident permanent students in Tunisia (Valor do rastreio de parasitas intestinais e urinários em estudantes permanentes não residentes na Tunísia). Arch Inst Pasteur Tunis. 2003;80(1-4):29-33.

3. Lingscheid T, Kurth F, Clerinx J, Marocco S, Trevino B, Schunk M, et al. Schistosomiasis in European Travelers and Migrants: Análise de 14 anos de dados de vigilância TropNet. Am J Trop Med Hyg. 2017;97(2):567-74.

4. Marchese V, Beltrame A, Angheben A, Monteiro GB, Giorli G, Perandin F, et al. Esquistossomose em imigrantes, refugiados e viajantes num centro de referência italiano para doenças tropicais. Infect Dis Poverty. 2018;7(1):55.

5. Tilli M, Gobbi F, Rinaldi F, Testa J, Caligaris S, Magro P, et al. O

diagnóstico e o tratamento da esquistossomose urogenital em Itália numa coorte retrospetiva de imigrantes da África Subsariana. Infection. 2019;47(3):447-59.

6. Aula OP, McManus DP, Jones MK, Gordon CA. Schistosomiasis with a Focus on Africa. Trop Med Infect Dis. 2021;6(3):109.

7. Chaker E, Latiri Z, Gargouri S, et al. Les parasitoses chez les étudiants non-résidents en Tunisie: Intérêt des examens systématiques. Maghreb Med. 1991[e] éd. :36-40.

8. Bouratbine A, Aoun K, Siala E, Chahed MK, Hassine LB, Meherzi A. Pour une meilleure estimation de la prévalence du parasitisme intestinal dans la région de Tunis. Bull Soc Pathol Exot. 2000;93(5):353.

9. Comelli A, Genovese C, Gobbi F, Brindicci G, Capone S, Corpolongo A, et al. Esquistossomose em zonas não endémicas: Recomendações consensuais italianas para o rastreio, o diagnóstico e a gestão pela Sociedade Italiana de Medicina Tropical e Saúde Global (SIMET), aprovadas pelo Comité para o Estudo da Parasitologia da Associação Italiana de Microbiologistas Clínicos (CoSP-AMCLI), pela Sociedade Italiana de Parasitologia (SoIPa), pela Sociedade Italiana de Gastroenterologia e Endoscopia Digestiva (SIGE), a Sociedade Italiana de Ginecologia e Obstetrícia (SIGO), a Sociedade

Italiana de Colposcopia e Patologia Cérvico-Vaginal (SICPCV), a Sociedade Italiana de Medicina Geral e Cuidados Primários (SIMG), a Sociedade Italiana de Doenças Infecciosas e Tropicais (SIMIT), a Sociedade Italiana de Pediatria (SIP), a Sociedade Italiana de Doenças Infecciosas Pediátricas (SITIP), a Sociedade Italiana de Urologia (SIU). Infection. 2023;51(5):1249-71.

10. Norman FF, Monge-Maillo B, Martínez-Pérez Á, Perez-Molina JA, López-Vélez R. Parasitic infections in travelers and immigrants: part II helminths and ectoparasites. Future Microbiol. 2015;10(1):87-99.

11. Hawkins KR, Cantera JL, Storey HL, Leader BT, de Los Santos T. Diagnostic Tests to Support Late-Stage Control Programs for Schistosomiasis and Soil-Transmitted Helminthiases. PLoS Negl Trop Dis. 2016;10(12):e0004985.

12. Isaiah PM, Sólveig Palmeirim M, Steinmann P. Epidemiology of pediatric schistosomiasis in hard-to-reach areas and populations: a scoping review. Infect Dis Poverty. 2023;12(1):37.

13. Dai SM, Guan Z, Zhang LJ, Lv S, Cao CL, Li SZ, et al. Esquistossomose importada, China, 2010-2018. Emerg Infect Dis. 2020;26(1):179-80.

14. Gryseels B. Schistosomiasis. Infect Dis Clin North Am.

2012;26(2):383-97.

15. Trabelsi S, Bouchakoua M, Aouinet A, Sellami A, Khaled S. Existe alguma alteração na prevalência de parasitose intestinal e urinária entre os estudantes "residentes não permanentes" na Tunísia?

16. Keiser J, N'Goran EK, Traoré M, Lohourignon KL, Singer BH, Lengeler C, et al. Poliparasitismo com schistosoma mansoni, geohelmintos e protozoários intestinais na Costa do Marfim rural. J Parasitol. 2002;88(3):461-6.

17. Carmoi T. Hepatologia EMC 2010.

18. Buonfrate D, Gobbi F, Marchese V, Postiglione C, Monteiro GB, Giorli G, et al. Rastreio alargado de doenças infecciosas entre os requerentes de asilo recém-chegados de África e da Ásia, província de Verona, Itália, abril de 2014 a junho de 2015. Eurosurveillance. 2018;23(16):17.

19. Delcor NS, Maruri BT, Arandes AS, Guiu IC, Essadik HO, Soley ME, et al. Infectious Diseases in Sub-Saharan Immigrants to Spain. Am J Trop Med Hyg. 2016;94(4):750- 6.

20. ANOFEL. Parasitologia e micologia médica. 2017.

21. Roure S, Valerio L, Pérez-Quílez O, Fernández-Rivas G, Martínez-Cuevas O, Alcántara-Román A, et al. Caraterísticas

epidemiológicas, clínicas, diagnósticas e económicas de uma população imigrante de doentes crónicos de esquistossomose com residência de longa duração num país não endémico (área metropolitana norte de Barcelona, 2002- 2016). PLoS One. 2017;12(9):e0185245.

22. Milesi M, Indovina C, Dino O, Di Bella F, Di Lorenzo F, Sanfilippo A, et al. Esquistossomose urinária na população migrante: uma série de casos de um único centro no sul de Itália. Infection. 2019;47(3):395-8.

23. Geremia N, De Vito A, Lai V, Fiore V, Princic E, Rappelli P, et al. Esquistossomose urogenital humana em migrantes da África Ocidental e Subsariana na Sardenha, Itália: Um estudo retrospetivo monocêntrico. J Infect Dev Ctries. 2022;16(08):1359-63.

24. Anisuzzaman, Tsuji N. Schistosomiasis and hookworm infection in humans: Carga da doença, patobiologia e vacinas anti-helmínticas. Parasitol Int. 2020:75:102051.

25. Barakat RMR. Epidemiology of Schistosomiasis in Egypt (Epidemiologia da Esquistossomose no Egito): Viagem no tempo: Review. J Adv Res. 2013;4(5):425-32.

26. Hotez PJ, Savioli L, Fenwick A. Doenças Tropicais Negligenciadas do Médio Oriente e do Norte de África: Review of

Their Prevalence, Distribution, and Opportunities for Control (Revisão da sua Prevalência, Distribuição e Oportunidades de Controlo). PLoS Negl Trop Dis. 2012;6(2):e1475.

27. Ben Rachid MS, Ben Ammar R, Redissi T, Ben Said M, Hellal H, Bach-Hamba D, et al. Geografia das principais parasitoses na Tunísia. Arch Inst Pasteur Tunis. 1984;61(1):17-41.

28. Rey L, MT H, Bahri M, Nacef T, Fareh R. Schistosomiasis in Tunisia. Résultats après dix ans de lutte contre l'endemie. 1982 [citado 21 Out 2023]; Disponível em: https://pascalfrancis.inist.fr/vibad/index.php?action=getRecordDetail&idt=PASCAL8 3X0092371

29. Hariz MB, Farhat L, Hlioui S, Chourou O, Essafi-Kallel K, Mahjoub A, et al. Bilharzíase urinária: 9 casos importados. La Tunisie Medicale 2007;85(2) 150-154.

30. AFP S e A com. Sciences et Avenir. 2014 [citado 21 Out 2023]. Bilharzíase, uma doença tropical e a sua aparição na Corse. Disponível https://www.sciencesetavenir.fr/sante/la-bilharziose-une-maladie-tropicale-fait- sonapparition-en-corse_27377

31. Deniaud F, Vignier N, Raynal G, Boo N, Collignon A, Hennequin C. Complicações do trato urinário do Schistosoma haematobium em migrantes africanos que frequentam os serviços de cuidados primários

em Paris, França: Um estudo de coorte retrospetivo (2004-2018). Infectious Diseases Now. 2023;53(6):104715.

32. Carbonell C, Rodríguez-Alonso B, López-Bernús A, Almeida H, Galindo-Pérez I, Velasco-Tirado V, et al. Clinical Spectrum of Schistosomiasis: An Update. J Clin Med. 2021;10(23):5521.

33. Sy I, Balde Y, Ndao B, Barbier D, Georges P, Ndir O. Bilharziose no leste do Senegal. Eur j water qual. 2011;42(1):1-5.

34. Meltzer E, Schwartz E. Schistosomiasis: Epidemiologia atual e gestão em viajantes. Curr Infect Dis Rep. 2013;15(3):211-5.

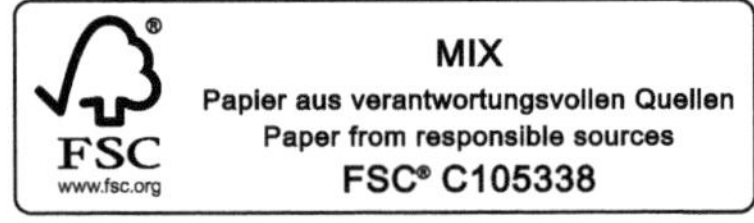

Printed by Books on Demand GmbH, Norderstedt / Germany